Librairie de G. BAILLIERE, rue de l'Ecole-de-Médecine, 17, à Paris

MÉDECINE POSITIVE

ÉLÉMENTS

DE MÉDECINE POSITIVE
ET DE THÉRAPEUTIQUE RATIONNELLE

PAR

Le Docteur DROUOT

> Le positivisme est l'accord de la raison et
> de la conscience, à l'égard des faits rapportés
> aux causes réelles qui les produisent.

PARIS

IMPRIMERIE DE E. BRIÈRE

RUE SAINT-HONORÉ, 257.

1871

MÉDECINE POSITIVE

ÉLÉMENTS

DE

MÉDECINE POSITIVE ET DE THÉRAPEUTIQUE RATIONNELLE.

(PROGRAMME.)

La médecine n'est pas, comme on croit, la science des maladies et des moyens de les guérir ; il n'y a pas de maladie sans malade.... et il est impossible de séparer l'une de l'autre.

La médecine est la science de l'homme ; la science de la constitution et du tempérament de chacun, sous la pression ou l'action des agents qui l'influencent.

Par le mot *constitution*, on entend la nature des éléments matériels qui sont le produit de la conception ; le mot *tempérament* est l'expression de leur mode de développement en *systèmes* et en *organes*.

La santé est cet état de bien-être qui résulte de l'exercice régulier des fonctions. La santé précède la maladie ; la maladie n'est qu'un accident dans le cours de la santé. Les maladies sont occasionnées par l'influence ou l'action de causes physiques ou morales ; elles consistent dans le trouble premier des fonctions : anxiétés, malaises, frissons, congestions, rhumatismes, névralgies, hémorrhagies, etc., ou dans l'altération première des fluides, du sang, des humeurs : éruptions, boutons, pustules, phlegmons, érysipèles, rougeole, variole, dartres, scrofules, syphilis, goutte, phthisie, etc.

Pour comprendre les considérations dans lesquelles nous allons entrer, il faut savoir avant tout et ne pas perdre de vue que le corps est composé de deux sortes d'appareils, les *systèmes* et les *organes* : les systèmes : cellulaire, absorbant, nerveux, sanguin, veineux, lymphatique, séreux, etc., apparaissent les premiers dans l'organisation, parcourus chacun par un fluide, un sang, une humeur qui lui est propre, et forment, en se réunissant, en se combinant diversement entre eux, les organes, distribuant à chacun les éléments nécessaires à l'accomplissement de la fonction qu'il est destiné à remplir. C'est ainsi que le cerveau pense, que les poumons respirent, que l'estomac digère, etc., et que tous et chacun concourent et conspirent à l'entretien de la vie et de la santé !

De ce simple exposé, il suit que les systèmes ont, dans la production des actes de la vie, une influence bien plus grande que celle des organes ; que les causes des maladies agissent sur les systèmes avant d'agir sur les organes ; troublent en premier lieu les fonctions des systèmes et non, comme on croit, les fonctions des organes ; altèrent, vicient les fluides, le sang, les humeurs *dans* les systèmes et non *dans* les organes ; ce sont donc les systèmes, et non, comme on l'a enseigné jusqu'à ce jour, les *organes* qui sont le siége des maladies et qui dorénavant doivent attirer l'attention des médecins sur un fait si important et sur la nécessité de réformer une erreur si grave et si préjudiciable ; mais, comme toute maladie se traduit en définitive par des sécrétions de produits altérés, viciés, caustiques, fermentescibles ou putrides, il arrive toujours ou que la maladie se termine, avec, sans, ou malgré la médecine, par le rejet au dehors de ces produits, ou que ces produits finissent par se fixer en partie dans certaines des divisions des systèmes qui entrent dans la composition des organes, s'y propagent et y occasionnent des désordres, des altérations matérielles, des ulcérations, des destructions partielles d'abord, totales enfin.

Il n'y a donc pas, comme on croit, comme on l'enseigne, de maladies qui prennent naissance, se forment et se développent dans les organes, dans le cerveau, les poumons, l'estomac, le foie, le cœur, les yeux, les os, etc. ; mais, dans le cours de toutes les maladies, il se forme des produits viciés, putrides, etc., qui, s'ils ne peuvent pas être rejetés au dehors par les voies naturelles, deviennent la cause d'affections et de destruction des organes.

Ce n'est pas ainsi que la science et la scolastique ont compris ces faits. Selon la science officielle, « les maladies consis-
» tent dans le trouble de la santé ; les maladies sont encore
» des inflammations ou des *sub*-inflammations ; il y a deux
» sortes de maladies, les maladies *aiguës* et les maladies *chro-*
» *niques*. Les maladies aiguës sont celles qui se terminent
» dans l'espace de trente à quarante jours ; les maladies chro-
» niques sont celles qui se continuent au delà (*sic*). » De sorte que, selon la science, c'est la durée, la chronicité qui fait la seule différence ! Cependant, si les maladies chroniques ne sont que la continuation des maladies aiguës ; si les savants ne savent pas pourquoi les mêmes maladies aiguës se terminent tantôt par le rétablissement de la santé, et pourquoi tantôt

elles se continuent au delà du temps où elles auraient pu guérir, il est évident que les moyens que la science met en application dans le cours des maladies aiguës sans succès, seront plus impuissants encore, s'il est possible, dans le cours des maladies chroniques.

De même que dans les régions scientifiques on cultive les erreurs les plus manifestes à l'égard des maladies, de même, et, par suite, on s'abandonne aux illusions les plus apocalyptiques sur les moyens de les guérir. On enseigne, dans nos écoles de médecine et de pharmacie, que c'est surtout par l'emploi de substances végétales, minérales et animales, que l'on désigne sous les noms de *médicaments* ou *poisons*, que l'on doit chercher à procurer la guérison des maladies, par la raison que les médicaments et les poisons n'ont aucune des propriétés des aliments (*sic*). La science a toujours confondu, dans les écoles, les substances alimentaires avec les aliments nutritifs, avec ce qui nourrit, le *nutriment*... Quelle que soit, en effet, la quantité d'aliments introduite dans l'estomac, il n'en reste jamais, après diverses modifications successives, qu'une *très-minime partie ou parcelles*, qui se résument en aliments nutritifs distribués, par la circulation artérielle, à toutes les parties de l'économie, pour servir à la nutrition, à l'entretien de la vie et de la santé ; le reste, produits impurs et fétides, est rejeté au dehors par toutes les voies d'élimination naturelles, *par la peau et toutes les ouvertures de la peau*.

La science enseigne que les médicaments et les poisons guérissent les maladies par une propriété ou vertu secrète, et qu'il est avantageux de les associer, mélanger, combiner en pilules, en potions, en formules *secundùm artem*. Ainsi, tandis que, d'un côté, elle enseigne que l'estomac est un organe destiné à digérer les aliments, d'un autre côté, elle enseigne que les médicaments et les poisons doivent, de préférence (*sic*), être administrés par l'estomac; par la raison qu'ils n'ont aucune des propriétés des aliments, ou mieux des substances alimentaires.

La science reconnaît des médicaments *spécifiques*, en ce sens qu'ils ont la propriété de produire *le plus souvent* (*sic*) la guérison de certaines maladies : le mercure, le soufre, le quinquina, le sulfate de quinine, etc. Les savants de la science officielle ignorent que le mercure n'a d'action que sur la cause de l'affection syphilitique, sur le *virus* syphilitique, qu'il neutralise ou détruit ; que le soufre n'a d'action que sur le vice dartreux, sur la cause des affections herpétiques. Quant au quinquina, prôné par toutes les trompettes de la renommée comme un tonique supérieur, un fébrifuge sans rival, un anti périodique infaillible, un anti-putride, etc., ce végétal ne possède assurément aucune des propriétés supérieures qu'on lui a communiquées dans les officines pharmaceutiques. Il en est de même du *sulfate de quinine*. (Voir les raisons et les preuves dans l'ouvrage.)

Le simple bon sens, la raison, l'observation, l'expérience et les faits rapportés (chose si rare !) aux causes réelles qui les produisent, démontrent, depuis la première jusqu'à la dernière évidence, que tout ce qui influence l'individu, au dehors comme au dedans, l'impressionne d'une manière favorable ou nuisible, et, par suite, le modifie en bien ou en mal; que tout agent, tout corps, tout moyen, toute substance, tout médicament ou poison, exerce sur ou dans l'individu une action spéciale, favorable dans certaines conditions, défavorable dans d'autres. C'est l'origine incomprise du *Similia similibus, Contraria contrariis curantur?* Ainsi l'air, la lumière, l'obscurité, l'électricité, le froid, le chaud, le sec, l'humide, le régime, les ali-

ments, les boissons, l'habitude, etc., les sensations, les senti-
ments, les passions, etc., sont ou des causes relatives de santé
ou des causes de maladie ; il en est de même des médicaments
et des poisons : tous et chacun agissent d'une action favorable
ou nuisible, selon l'intelligence de qui sait s'en servir ; par
exemple, le pavot, le suc de pavot exerce une action spéciale
sur le cerveau, procure le sommeil ; le stramonium abrutit la
pensée ; le chanvre exalte l'imagination (hatchis), etc. L'ipéca
agit sur l'estomac, le goudron sur les poumons, le nitre sur
les reins, les cantharides sur la vessie, le mercure sur le virus
syphilitique, le soufre sur le virus dartreux, la scammonée sur
les intestins, l'aloès sur le rectum, le fer sur le sang, l'éponge
(l'iode) sur la lymphe, l'ergot sur l'utérus, le colchi-
que, etc., etc., effets qui se produisent, non par une propriété
ou vertu secrète, mais par contact moléculaire immédiat, par
modifications encore indéterminées.

Pas n'est besoin de faire observer au lecteur qu'il n'est pas
raisonnable de vouloir faire produire aux médicaments autre
chose que ce qu'ils peuvent et par une raison qui saute aux
yeux, comme on dit, c'est que toute maladie est l'effet d'une
cause suivie de phénomènes déterminés, qu'elle se continue
par d'autres et se termine enfin par d'autres ou devient la
cause d'accidents organiques, et qu'il n'est pas possible de
combiner, rassembler, concentrer dans un même récipient et
sous un même cachet magistral, pharmaceutique, chimique,
commercial, industriel, etc., les divers médicaments nécessaires
à procurer intelligemment, successivement, à temps et à pro-
pos, les divers actes et phénomènes nécessaires à la guérison
des maladies ainsi que des affections organiques. D'où il suit
que les thérapeutiques officielles ou autres, à quelque secte
qu'elles appartiennent, n'ont eu pour résultat jusqu'à ce jour

que de nuire au travail naturel, qui tend toujours et sans cesse à la guérison des malades.

Les médicaments, puisqu'il faut leur donner ce nom, les poisons (c'est la dose qui fait le poison), sont ou des substances en partie assimilables (l'arsenic par exemple), ou des substances contre lesquelles l'instinct de conservation se révolte et l'estomac se soulève ; on ne doit y avoir recours, par les voies digestives, que dans le but de faire servir l'hostilité de leur action à la production d'éliminations indiquées, tels les vomitifs et les purgatifs. Enseigner que les médicaments et les poisons doivent de préférence être administrés par l'estomac, est faire preuve d'oubli des plus simples notions physiologiques, c'est croire, avec simplicité, que l'estomac se comporte à l'égard des médicaments et des poisons comme à l'égard des substances alimentaires et des boissons salubres ; l'erreur est si grande que, pendant qu'on croit administrer les médicaments et les poisons par l'estomac, pendant qu'on suppose que l'estomac agit à leur égard comme à l'égard des substances alimentaires, c'est le *système absorbant* qui s'en empare au dedans, comme au dehors, à travers la peau interne, comme à travers la peau externe, et les introduit dans l'économie...

L'emploi des médicaments et des poisons par la voie externe de l'absorption est la plus instinctive, la plus rationnelle, la plus directe, la plus sûre ; on évite d'irriter l'estomac et les intestins ; le médecin dirige à son gré l'action des médicaments, la modère, l'active, la ralentit, la suspend selon les indications naturelles ; il est facile de savoir, après un ou deux essais seulement, la quantité, la dose, ainsi que le temps nécessaire à la production de l'effet prévu, et le médecin agit ainsi avec certitude, sans danger pour le malade, sachant tou-

jours ce qu'il fait : c'est la médecine positive ; pourquoi il le
fait : c'est la thérapeutique rationnelle... Il faut cependant
avoir soin de placer le malade dans les conditions précaution-
nelles, hygiéniques, diététiques, etc., les plus favorables, et
que les médicaments soient réduits à la plus extrême divisi-
bilité des molécules qui les composent pour être plus facilement absorbés.

Une science n'est que la déduction d'un fait premier ou
principe, si le principe est vrai ; toutes ses conséquences logi-
ques seront vraies aussi, et satisferont pleinement la raison et
la conscience de chacun (les gens du monde, des gens instruits
même qui disent : « Je n'entends rien à la médecine » ont bien
tort de ne s'en prendre ainsi qu'à eux-mêmes). Si le principe
est faux, ce n'est pas un principe, c'est une théorie, un système,
une supposition qui ne peut enfanter qu'erreurs et déceptions :
mais il est un principe qu'on peut poser victorieusement, auquel
cependant il faut remonter à travers les siècles et jusqu'aux
premiers temps de la médecine honnête : au temps des Asclé-
piades dont les œuvres attribuées aux Hippocrates ne sont que
des compilations infidèles :

*C'est la nature qui guérit les maladies, qui cicatrise les plaies,
qui ressoude les os, etc., le médecin n'est que l'aide, l'interprète
de la nature !* Naturæ interpres medicus !

La nature indique ce qu'il faut faire pour guérir les maladies ; elle prend toujours la route la plus simple et la plus
sûre pour arriver à son but ; c'est, par des épurations et des
éliminations incessantes des produits impurs et fétides de la
digestion qu'elle entretient la vie et la santé ; c'est par les
mêmes moyens et les mêmes voies, par des épurations et des
éliminations incessantes des produits altérés, viciés, caustiques,

fermentescibles et putrides qui se forment dans le cours de toutes les maladies qu'elle procure la guérison des malades (¹).

Les malades, ainsi qu'il est facile de l'observer, ne reviennent jamais à la santé que de par les lois naturelles suivantes :

1° Il faut que la cause de la maladie cesse d'agir ou qu'elle soit neutralisée ou détruite, ou que le malade soit soustrait à son action. — 2° Il faut qu'il s'opère naturellement (avec, sans ou malgré assistance) des actes et des phénomènes d'épurations des fluides, du sang et des humeurs. — 3° Il faut qu'il se produise simultanément des phénomènes d'éliminations, de rejet au dehors des produits viciés et putrides des maladies. — 4° Enfin, il faut que les systèmes et les organes puissent revenir à l'exercice de leurs fonctions respectives et régulières. Mais comme ces actes, ces phénomènes ne peuvent se produire que sous l'action d'une force inconnue dans sa nature, que l'on désigne sous le nom de *force vitale*, qui seule préside à l'organisation, aux actes nécessaires au développement, à la vie et à la santé; ainsi qu'à ceux nécessaires au rétablissement de la santé et dont la constitution et le tempérament de chacun sont l'expression manifeste (²). C'est avant tout le malade, c'est sa constitution, son tempérament (puisque les causes des maladies n'empruntent leur gravité que de la constitution et du tempérament des individus), qu'il faut connaitre et juger, afin de savoir et prévoir si le malade doit triompher de la maladie ou si la maladie doit tuer le malade. C'est donc le malade qui, plus encore que la

---

(¹) Après toutefois la cessation de la cause de la maladie.

(²) Le peuple sait cela, qui dit : « Faut-il que cette personne ait une bonne constitution pour avoir résisté, etc. »

maladie, doit être l'objectif du médecin ; en guérissant le malade, il guérit nécessairement la maladie, tandis que s'il ne
voit que la maladie, s'il ne cherche qu'à *combattre*, comme on
dit, la maladie, à la plier à l'obéissance selon telle ou telle
théorie ou tels ou tels médicaments magistraux ou officinaux
qu'il a sucés sans réflexion sur les bancs des écoles, il ne peut
qu'aggraver l'état des malades... Toute maladie est une lutte
engagée d'un côté entre la cause de la maladie et l'action de
ses produits et la réaction de la force vitale de l'autre côté.
La FIÈVRE est l'expression des chances de ce duel... La fièvre
se prépare au combat par des malaises, des frissons d'abord,
puis se déclare modérée, plus active, avec des efforts, des
accès plus prononcés, ardente, selon que la cause augmente et
multiplie ses effets, jusqu'à ce que victorieuse elle rétablisse
l'ordre dans le gouvernement, dans les fonctions, ou qu'impuis-
sante, exténuée, lutteur que la mort seule peut abattre, elle
succombe *hectique* ou purulente.

C'est donc une grande erreur de considérer la fièvre comme
une maladie, de croire que la fièvre est une maladie, qu'il faut
couper la fièvre, guérir la fièvre. Il faut la laisser suivre son
cours si elle fait bien ; la modérer ou l'exciter s'il est nécessaire,
et ne pas perdre de vue que c'est elle, la fièvre, qui travaille
sous l'action de la force vitale, à procurer le travail nécessaire
à la guérison des malades.

Les fièvres intermittentes, effets de causes intermittentes,
sont l'expression d'une sorte d'intoxication par des miasmes
paludéens ou autres, qu'elles s'efforcent d'entraîner au dehors
au moyen de sueurs abondantes surtout. On assure dans les
régions scientifiques et pharmaceutiques que le quinquina, ou
mieux, le *sulfate quinine* (qui n'est que le résidu culinaire, chimique si on veut, d'une décoction de quinquina et d'acide

hydrochlorique, dans une certaine quantité d'eau), sont de si héroïques fébrifuges que si dans les cas de fièvres intermittentes dites pernicieuses, on n'est malheureusement pas présent afin d'administrer le quinquina avant le troisième accès, le malade est mort. C'est très concluant en faveur du quinquina et du sulfate de quinine ; mais nous avons été souvent témoin du contraire, et M. De Humbolt, qui a été sur les lieux, affirme que les Indiens meurent, par centaine, de la fièvre, aux pieds même des arbres qui produisent le quinquina.

Toute personne atteinte d'une affection organique, qu'on appelle maladie du cerveau, des poumons, de l'estomac, du foie, du cœur, des os, des yeux, présente au médecin un problème toujours peu facile à résoudre. Il faut qu'il saisisse dans un même ensemble (quand il pourrait, à la rigueur, selon les *us et coutumes*, se contenter d'une simple prescription) le malade, la cause de la maladie, ses effets, ses produits, les désordres qu'ils ont déterminés dans l'organe malade et, de plus, les moyens de remédier à tous ces accidents.

Nous croyons qu'il ne serait pas sans importance que les médecins, les malades et les gens du monde s'entendissent une fois sur la signification de ces mots, *guérir*, *guérison*, qu'on applique à toute maladie comme à toute affection.

Le mot guérir dérive du mot latin *curare ;* avoir *soin*, *soigner* (cura), prononcer *courare* ; de couraré on fait par corruption le vieux mot français *guarir*.

« Je le pançai, a écrit Ambroise Paré, et Dieu le guarit. »

On disait jadis : *Curavi et mortuus est,* ce qui veut dire : je l'ai soigné et il est mort. On traduirait aujourd'hui ainsi : Je l'ai *guéri* et il est mort.

Il faut pour qu'une personne atteinte d'une maladie puisse guérir que les systèmes nerveux, sanguin, etc., soient ramenés à leurs fonctions régulières, et pour qu'une personne atteinte d'une affection organique puisse guérir, il faut que l'organe puisse se régénérer, se cicatriser, revenir à l'état anatomique où il était auparavant, si c'est possible et autant qu'il est possible. Par exemple, si un malade affecté de catharre ou de phthisie pulmonaire a, peu à peu, expectoré sous forme de dissolutions purulentes, une certaine partie de ses poumons, on comprend qu'il ne sera pas possible de le guérir, parce que la nature n'opère pas de ces sortes de réorganisations, de récorporations, les poumons ne pouvant revenir tels qu'ils étaient aux temps des rhumes précurseurs de l'affection.

La guérison des maladies, ainsi que des affections organiques, est donc uniquement dépendante du rétablissement anatomique des systèmes et des organes.

Les affections organiques du cerveau, des poumons, de l'estomac, du foie et du cœur sont les seules nécessairement mortelles; les affections de tous les autres organes peuvent durer indéfiniment, à moins que la chirurgie n'intervienne intempestivement.

Les causes des affections organiques secondaires sont dues pour la plupart à l'emploi classique, abusif, intempestif des médicaments et des poisons. Par exemple, le mercure, s'il est convenablement appliqué à l'extérieur, procure toujours la guérison du virus siphilitique qui est la cause de la maladie, et les accidents déterminés sont alors facilement réparables ; si, au contraire, le mercure a été mal appliqué, à doses trop élevées, trop précipitées, il détermine un empoisonnement dont la salivation est l'indice, ou il se dépose en molécules brillantes, métalliques, dans les os, le cerveau, etc., où ses éléments moléculaires se combinent diversement avec ceux des produits de la maladie, forment des composés nouveaux qui se traduisent à l'extérieur ou à l'intérieur protéiformes, tels ces accidents de jeunesse qui accompagnent certaines individualités, en s'aggravant lentement, dans les carrières des plus honorables, et dont la responsabilité incombe surtout à ces nullités de savants qui rédigent chaque année le Code médical ou *Codex*, dans lequel les doses des médicaments sont prescrites invariables, sans acception d'âge, de sexe, d'opportunité, de constitution, de tempérament, etc., etc., tandis que le plus léger bon sens suffit à indiquer que pour parer à tout inconvénient, à tout accident, il est sage, rationnel, judicieux, de commencer par les appliquer à doses minimes, modérées d'abord, sauf à les élever jusqu'à la production de l'effet qu'on doit en attendre.

Les *névralgies* sont des maladies qui entraînent la paralysie des parties où se distribuent les cordons nerveux qui en sont le siége. Les névralgies, ou mieux les accès névralgiques rebelles à toute médication officielle, ont cela de particulier qu'elles se dissipent naturellement toujours. Quelques douleurs qu'occasionnent les névralgies, les accès les plus graves, les plus menaçants, l'angine de poitrine, l'asthme, etc., cèdent dans l'espace d'une demi-heure environ à l'application intelligente de cet aphorisme : *Duobus doloribus*, etc., ce qui veut dire : *De deux douleurs, la plus vive fait taire l'autre !* Ce qui indique que du côté qui est le siége de la douleur, il faut faire cesser l'irritation nerveuse, l'afflux du fluide nerveux qui en est la cause, la douleur, la congestion qui en sont les suites, pendant que, d'un autre côté, on agit par des dérivations mesurées, mais énergiques, sur les parties éloignées les plus sympathiques.

Ayant eu souvent l'occasion de rencontrer dans notre clientèle des personnes qui, atteintes de la *goutte*, après avoir éprouvé les plus vives douleurs, suivies de difformités des pieds et des mains, après avoir renoncé à l'emploi inutile des remèdes préconisés, s'étaient guéries, disaient-elles, sans rien faire, c'est-à-dire n'éprouvaient plus d'attaques, plus de douleurs, ces faits ont vivement frappé notre attention, et nous n'avons pu les expliquer que par la cessation de la cause de la goutte et par suite de ses effets. Né d'un père et d'une mère goutteux, atteint nous-même de douleurs de goutte, de nodosités, nous avons pensé que la goutte dépendant de l'action d'éléments morbides de nature indéterminée désignés par le mot de *principe* goutteux, présentant sous ce rapport la plus grande analogie avec le virus syphilitique, le vice dartreux, etc., la cessation, la neutralisation, la destruction de la cause, nous paraissait, d'après les faits observés, devoir entraîner la cessation des douleurs goutteuses et arrêter par suite les progrès des désordres et des difformités.

Dans cette intention, après les soins relatifs à la constitution et au tempérament des malades, nous nous sommes arrêté, après divers essais tentés sur nous-même, à l'emploi des *alcalis* et des *acides*, les étendant d'eau distillée, réduisant ainsi leur action moléculaire, de manière à pouvoir les appliquer à l'extérieur sans déterminer de traces sensibles à la peau et les confier à l'absorption, de sorte qu'une fois introduits dans la circulation, conservant une certaine activité, ils pussent se combiner avec les éléments du principe goutteux y disséminés, les modifier, les neutraliser ou les détruire comme fait le mercure à l'égard du virus syphilitique, le soufre à l'égard du vice herpétique, etc.

Ces moyens ont réussi sur nous-même et sur un grand

nombre de personnes ; toujours les douleurs se sont calmées en quelques jours, les accès, les attaques se sont éloignés, ont diminué d'intensité, ont fini par cesser entièrement, et quelles que fussent les difformités des pieds et des mains, elles n'ont plus fait de progrès... C'est en ce sens qu'il faut se servir de cette expression : guérir la goutte.

Dès le moment où nous avons compris l'importance de la doctrine qui découlait de l'application du principe que nous avions remis en avant, nous en avons recherché la sanction par les faits et de prime abord nous nous sommes attaqué à ces affections faussement désignées sous le nom de *maladies des yeux*, à celles surtout qui entraînent la perte de la vue, affections que de tout temps, comme aujourd'hui, les médecins ont déclaré rebelles à toute médication et abandonné à l'im-puissance secondaire des oculistes de profession.

La question était d'examiner s'il pouvait être possible de procurer la guérison des affections désignées sous les noms de *cataractes, amauroses, glaucôme, ophthalmies*, etc.

La *cataracte* (ce mot signifie trouble, brouillard) consiste dans l'altération de la transparence, c'est-à-dire dans une sorte d'opacité du crystallin qui est un corps de la forme d'une lentille, placé au centre de la pupille, derrière les mouve-ments de l'iris.

Ayant observé que les cataractes sont toujours le produit d'une maladie ; qu'elles affectent de préférence les personnes âgées ; qu'elles sont souvent de cause héréditaire ; qu'elles sui-vent une marche insensible d'abord, lente, progressive, inter-mittente ; qu'elles éprouvent assez souvent un temps d'arrêt ; que souvent elles guérissent *naturellement* au début, quelquefois pendant leur cours, alors qu'elles sont parvenues à un certain degré de développement, et quelquefois même alors qu'elles ont déterminé la cécité… De ces faits nous avons conclu que la médecine n'étant, selon nous, que l'art de venir en aide à la nature, il devait être possible de procurer la guérison des cataractes au début et pendant leur développement.

A part les considérations relatives aux maladies, aux soins précautionnels, hygiéniques, diététiques, etc., à la constitution et au tempérament des personnes, etc., l'indication relative à la cataracte même était de procurer le rétablissement de la transparence du crystallin, la dissolution de l'opacité, des éléments matériels qui constituent la cataracte. Les agents et substances dites *résolutives* que nous avons mis en application dans ce but ont parfaitement répondu à notre attente. D'abord la résolution de l'opacité en éléments moléculaires s'opérait avec facilité ; il se manifestait une certaine amélioration dans la faculté de distinguer les objets (nous parlons des cataractes à peu près complètes) ; mais il arrivait qu'après un certain temps, l'amélioration produite restait stationnaire, ne faisait plus de progrès. Nous avions trouvé les moyens d'arrêter le mal, mais non de guérir les malades. Dans cette perplexité, il nous vint à l'esprit que peut-être il ne suffisait pas de procurer la dissolution de l'opacité, mais qu'il était de plus indiqué de venir en aide à l'élimination des produits de la dissolution, de manière à ce que, par une application alternative de dissolutions, d'absorptions, d'éliminations, il nous fût possible de poursuivre régulièrement le travail naturel nécessaire à la guérison complète de l'affection. Telle est la difficulté, le *secret* dont on nous demande toujours la divulgation ; or, d'après ce que nous avons exposé touchant l'action et l'effet des moyens thérapeutiques, des médicaments et des poisons, il n'y a plus, il ne peut plus y avoir de secrets en médecine, pas plus qu'il ne peut y avoir de médecine sans médecins.

Peu de temps après la publication de notre *Traité médical des Maladies qui causent la perte de la vue,* quelques cures opérées dans la société, sur des personnes menacées de cécité et condamnées à devenir aveugles, eurent un certain retentissement. Des médecins de nos amis, des amis parmi nos clients, nous firent consentir à nous mettre en rapport avec l'autorité, avec les Académies des Sciences et de Médecine (on nous en faisait un devoir). Pour juger et décider sur une question de médecine on désigna précisément des chirurgiens Breschet, Velpeau, Roux, Larrey, etc. D'aucuns nous déclarèrent carrément que la guérison des cataractes par l'emploi de médicaments était chose reconnue impossible depuis des siècles dans la science ; d'autres prétendirent qu'il était inutile de chercher à guérir les personnes, puisqu'on les opérait... ; d'autres se bornèrent à nous demander avec quoi, avec quels médicaments guérit-on les cataractes ? Le président de l'Académie de Médecine, M. Roux (un chirurgien pur sang celui-là !), nous répondit après réflexion : « Voilà qu'on vient d'enlever à la chirurgie les opérations de la pierre ; que lui restera-t-il si vous lui enlevez les opérations de la cataracte ? »

La probité de M. Larrey se tourna vers nous et ajouta : « Vous ne parviendrez jamais à faire comprendre à des gens qui gagnent vingt mille francs par an à opérer des cataractes qu'il est possible de les guérir autrement ! » (¹).

D'où nous avons tiré cette conclusion, qu'à des principes, à des faits nouveaux, il faut des hommes nouveaux.

Les observations que nous venons de faire au sujet des cataractes s'appliquent d'une manière relative à toutes les autres

---

(¹) Tous ces faits ont été publiés dans nos ouvrages.

affections qui entraînent la perte de la vue. Il n'en est pas moins acquis à la vérité, ainsi qu'à la science... future, que de toutes les affections organiques, celles qui sous les noms de *cataractes amauroses, glaucômes, ophthalmies,* etc., *entraînent la cécité,* sont, au début et pendant leur développement, celles dont (après examen) on peut opérer le plus sûrement la guérisou. (Voir notre *Traité des Cataractes, Amauroses, etc.*

Il nous reste à répondre à une question : « Est-il possible de prévenir les maladies? » On prévient sûrement les maladies et on les fait toujours moins graves, en prêtant attention et en se laissant guider par l'instinct de conservation individuelle ; l'instinct de conservation est une *impulsion irréfléchie* de la naturo protectrice et conservatrice ; tandis que la *raison* n'est qu'une faculté, la faculté de comparer les idées qui nous viennent des sens, et de les juger... bien ou mal. L'instinct de conservation individuelle se résume dans cette sentence aphoristique :

ÉVITER, S'IL EST POSSIBLE, QUAND ET AUTANT QU'IL EST POSSIBLE, TOUTES LES SENSATIONS PHYSIQUES ET MORALES DÉSAGRÉABLES, ET RECHERCHER MODÉRÉMENT LES CONTRAIRES.

Hoc fac et vives !

Paris. —Imprimerie de E. Brière, 257, rue Saint-Honoré.